ESSAI

SUR

L'ALBUMINURIE LIÉE A L'ÉTAT DE GESTATION,

Par le docteur **Hamon**, de Fresnay-sur-Sarthe,

Membre des Sociétés de médecine pratique, médico-pratique, des Sciences médicales de Paris, et de la Société de médecine de la Seine.

---

§ 1. INTRODUCTION — OBSERVATIONS.

L'albuminerie est une affection qui n'a décidément pris place que depuis une trentaine d'années dans les cadres nosologiques. On n'a donc nullement lieu de s'étonner de l'obscurité dont se trouvent encore enveloppés un certain nombre de points de son histoire. Depuis 1827 cependant, date de la publication du premier mémoire de Bright sur la matière, les praticiens les plus recommandables de tous les pays se sont empressés d'explorer cette mine féconde, sans pouvoir l'épuiser. Espérons que tant de louables efforts aboutiront enfin à déchirer un voile jusqu'ici impénétrable. Que tous les observateurs donc redoublent de zèle pour arriver à un but qu'il serait si utile d'atteindre, dans le double intérêt de la science et de l'humanité.

Placé dans des conditions assez favorables pour faire l'étude de cette mystérieuse affection, j'ai pu me former sur son compte, un certain nombre de vues, différant plus ou moins sensiblement de celles qui ont actuellement cours dans la science : il m'a été également donné d'observer diverses

1861

manifestations morbides, non encore signalées par les auteurs qui ont écrit avant moi sur l'albuminurie. Plusieurs essais, sur la matière, ont déjà été publiés par moi, dans la *Gazette des Hôpitaux*, dans l'*Abeille médicale*, ainsi que dans l'*Union médicale*. En attendant qu'il me soit donné de faire paraître une œuvre plus étendue, un ouvrage d'ensemble sur cet important sujet, je me propose aujourd'hui d'aborder un nouveau point circonscrit de l'histoire de cette affection.

Je vais entrer dans quelques considérations sur l'albumi·nurie liée à l'état de gestation. Peut-être trouvera·t-on que les matériaux dont j'ai pu disposer pour la rédaction de ce travail sont bien peu considérables. Je n'ai été en demeure, en effet, de donner des soins qu'à 8 femmes gravides, atteintes de cette affection ! Mais que les lecteurs de cet estimable jour·nal veuillent bien mettre en note que je n'ai pas recueilli moins de 38 observations d'albuminurie. Or, que cette né·vrose se développe dans l'état de vacuité ou dans celui de gestation, son essence n'en est pas moins la même. A part quelques particularités, propres à cette dernière condition, cette entité morbide n'en demeure pas moins une et iden·tique. Je crois donc les matériaux dont je puis disposer suffisants .pour me permettre de traiter ce sujet avec quel·qu'autorité. J'ajouterai que je dois à l'obligeance d'un ho·norable et habile confrère de ma localité, M. le docteur Hatton, la connaissance de cinq autres faits, qu'il a bien voulu me communiquer. Ce supplément porte donc à 13, le nombre des observations qui m'ont servi pour l'édification de ce travail.

Comme les faits relatifs à une affection, encore si enve·loppée de mystères, présentent toujours un nouvel intérêt, et que plusieurs de ceux que j'ai pu recueillir ne sont pas sans offrir quelques particularités remarquables, je crois convenable de les esquisser tout d'abord à **grands** traits, en ayant soin de ne faire que glisser sur le compte de ceux qui ne se signalent par aucune circonstance particulière·ment digne d'être notée.

Observation I (1). Femme Marchand : Primipare : infiltration considérable. Accouchement physiologique, au terme de huit mois et demi, le 18 janvier 1857. Enfant vivant. Hydropéritonie notable, jugée par une abondante diurèse. Le 2 février, les urines sont troubles non albumineuses. Le 12 de ce même mois, au moment où la convalescence affecte la marche la plus franche, surviennent de formidables accidents cérébraux. Coma profond; stertor; paralysie *du seul mouvement*, de tout le côté droit, ainsi que du facial du même côté. Guérison progressive parfaite.

Observation II. Mme B. primipare. Infiltration médiocre datant de un mois. Non à terme., convulsions violentes suivies de coma, le 4 mars 1858. Invasion des accidents cérébraux à 2 heures de l'après-midi. Saignée abondante, grand bain, etc. Aucun amendement n'étant obtenu, les bruits fœtaux cessent d'être perçus, l'accouchement forcé est décidé, à 1 heure du matin. Pour l'effectuer au moindre détriment de la mère, la perforation du crâne est pratiquée : le col, ne présentant pas tout le degré de dilatabilité nécessaire, est incisé en deux endroits, et la délivrance est obtenue. A partir de ce moment, les accès convulsifs cessent de se reproduire. Le coma, toutefois, a persisté jusqu'au milieu de la nuit du 6 au 7. Sa durée a été de 58 heures, environ. Péritonite légère consécutive. Mort le 10, à 8 heures du matin. La terminaison funeste me semble la conséquence des accidents comato-convulsifs, bien plutôt que de l'affection péritonitique, véritablement encore peu sérieuse, au moment même de la mort de la malade.

Observation III (2). Femme Cornuau, primipare, non infiltrée; grossesse de 8 mois. Convulsions violentes survenues le 5 octobre 1859, à 4 heures du soir. Insuccès de la médi-

(1) Cette observation a été publiée, avec commentaires, dans la *Gazette des hôpitaux* 1859, n° 127.

(2) Observation rapportée avec commentaires *in Gaz. des hôp.* 1860 n° 22,

cation la plus énergique. Le col, insuffisamment dilaté, ne permet point de tenter l'accouchement par la version pelvienne, ou l'application du forceps. Les battements fœtaux cessent enfin de se faire entendre.

L'état comato-convulsif persistant, sans la moindre rémission, depuis 22 heures, la perforation du crâne est effectuée, le col incisé en deux endroits, et la délivrance est obtenue. A partir de ce moment, les convulsions cessent de se reproduire, et la malade recouvre sa connaissance le soir même à 11 heures. Délire nerveux, toux spasmodique, paralysie de la vessie. Guérison.

Observation IV. Femme Yron; primipare : très-infiltrée. Terme de 8 mois. L'état comateux se déclara dans la nuit du 9 au 10 juillet 1860, à 2 heures du matin. Trois convulsions violentes, en tout, dont la dernière se déclare le 11, à 3 heures du soir. Inefficacité du traitement le plus énergique. La dilatation du col est tentée. On ne peut obtenir un effacement de plus de 0 m., 03 à peine. L'enfant a cessé de vivre, et il est impossible d'effectuer la délivrance. Tous les moyens employés pour combattre l'état comateux échouent, et la malade succombe à 7 heures et demie du soir, le 11 juillet, après un coma de 41 heures.

Observation V. Femme Breteau, primipare. Infiltrée depuis trois semaines. Accouchement rapide. Enfant vivant. Convulsion unique, une demi heure après la délivrance. Accident sans aucune suite sérieuse.

Observation VI. (Observation communiquée par M. Hatton). Femme B. accouchement avant terme d'un enfant mort. Accidents comateux, qui emportent la mère, 15 jours après la délivrance.

Observation VII. Femme Rose (1) enceinte pour la troisième fois : terme de 5 mois. Monstrueusement infiltrée. Convulsions le 7 septembre 1858. Le traitement institué fait justice

(1) Observation publiée dans le n° du 27 mai 1859 de la *Gazette hebdomadaire.*

des accidents cérébraux; mais survient un œdème pulmonaire, qui menace de déterminer l'asphyxie. Accouchement provoqué à l'aide des douches vagino-utérines. Accouchement physiologique le 13 septembre : expulsion d'un fœtus mort. Mais l'intervention de l'art avait été trop tard réclamée; cette malheureuse femme a fini, après d'indicibles souffrances, par succomber le 31 juillet 1859.

Observations VIII, IX, X, XI. Ces observations, communiquées par mon honoré confrère, ont entre elles ce point de parité, qu'elles sont toutes relatives aux accidents occasionnés par l'œdème pulmonaire : 1° Mme L., de Saint-Georges, accouche avant terme, et sous le coup d'une suffocation imminente, d'un enfant mort. Cet effort de la nature, effectué si à propos, assure son salut; 2° Mme C. mêmes conditions. Mon habile confrère, appelé en consultation, propose l'accouchement provoqué, qui n'est pas accepté par le médecin traitant. A quelques jours de là, accouchement spontané d'un fœtus mort. La malade succombe au bout de 24 heures; 3° et 4° Accidents orthopnéiques intenses. Accouchement spontané, dans un cas, d'un fœtus mort et non à terme; dans le second de deux jumeaux vivants, qui ne tardent pas à succomber. Mort des deux malades, quelques jours après l'accouchement.

Observation XII. Femme Laumailler, primipare; à terme. Infiltration considérable. 13 février 1858. Convulsions légères. Le 16, accouchement facile d'un fœtus mort. Paralysie de la vessie. Développement d'une pneumatose intestinale considérable; refoulement en haut du diaphragme : asphyxie imminente. Ponction de l'intestin avec un trocart capillaire; évacuation de produits gazeux, qui se dégagent en sifflant; tentative insuffisante. Il existe également un épanchement péritonéal assez abondant. Dans d'aussi graves conjonctures, je désire tenter de ce côté un dernier et suprême effort. Deuxième ponction avec un gros trocart; à peine un quart de verre de sérosité est-il évacué sur la canule, que survient une syncope mortelle, 19 février 1858.

Observation **XIII**. Femme Morin (1), cinq grossesses antérieures, grossesse hydatique. Guérison rapide de la névrose albuminurrhéique, après l'expulsion du produit vicié de la conception.

Ces observations, esquissées à grands traits, entrons enfin dans le cœur de la question. Occupons-nous d'abord de la pathogénie de l'albuminurie, de la grossesse.

§ 2. PATHOGÉNIE.

Deux opinions sont en présence. Les uns attribuent cette affection à une cause toute mécanique, à savoir : la compression des veines iliaques et du tronc de la veine cave par le globe utérin. Cet obstacle à la circulation a pour effet de déterminer la congestion, voire même l'inflammation des reins. Pour que cette doctrine eût quelque valeur, il faudrait de toute nécessité qu'elle fût applicable à toutes les périodes de la grossesse. Or, peut-on admettre une gêne de la circulation dans les veines rénales, occasionnée par une distension de l'utérus, alors que cet organe est encore plongé dans les profondeurs de l'excavation pelvienne ? (2). Dans l'albuminurie, du reste, ce n'est point dans le rein qu'il convient d'aller chercher le siége primitif du mal. J'ai étayé cette assertion sur des preuves nombreuses et convainquantes, dans un mémoire sur la *véritable nature de l'albuminurie*, recemment soumis à la haute sanction de l'Académie de médecine (3). Ce n'est point ici le lieu de revenir sur ce sujet. Je me contenterai de rappeler un argument qui ruine sans retour une telle doctrine ; c'est que, dans bons nombres de cas, on a trouvé parfaitement sains les reins de sujets ayant excrété des urines albumineuses. Du reste, pour

(1) Observation publiée dans le n° 124 de la *Gaz. des hôp*. 1858

(2) Rappellerai-je que les affections kystiques des ovaires, si propres souvent à mettre obstacle à la liberté de la circulation abdominale, n'engendrent que fort exceptionnellement la névrose albuminogénique ?

(3) Voir le compte rendu de la séance du 2 octobre 1860.

couper court à toute objection, je rappellerai même que les recherches microscopiques de B. Bell, de Wilks, de Busham, etc. ne leur ont permis, chez plusieurs malades, de découvrir aucune matière provenant de la desquamation des tubes urinifères. Les partisans de la localisation rénale prennent évidemment l'effet pour la cause.

Une autre doctrine, beaucoup plus rationnelle assurément, place dans le sang, modifié dans sa composition, la véritable raison de cette affection. Cette manière de voir se rapproche quelque peu de la vérité; mais elle est loin de trancher encore la question. Le fluide nourricier a subi des modifications particulières; il y a des troubles évidents de la nutrition; mais quelle est la cause première de ces désordres ? Il va de soi-même que, de même que les lésions rénales, ce ne sont là que des effets secondaires. Où donc trouver le siége primitif du mal ? Où placer la protopathie ?

Je crois être parvenu à démontrer, dans le mémoire précédemment cité, que l'albuminurie n'était autre chose qu'une névrose du système nerveux central cérébro-spinal et ganglionnaire, présentant avec la glycosurie les analogies les plus marquées. J'ai démontré que le phénomène albuminurique était régi par l'innervation pervertie de l'axe cérébro-spinal, et que les divers troubles de la nutrition et des sécrétions dépendaient essentiellement de la déviation de l'influx nerveux ganglionnaire. On pourra d'ailleurs consulter deux essais publiés dans l'*Abeille médicale*, et dans lesquels se trouvent exposées un certain nombre de vues motivées, sur cette double assertion (1). Pour éviter des redites inutiles, je poursuis.

Ce fait admis, que l'albuminurie est une névrose du système nerveux central, est-il rien de plus facile que de s'expliquer son extrême fréquence dans l'état de gestation ? La grossesse n'est-elle pas la condition la plus favorable au dé-

(1) De l'hydropéritonie albuminurique n° 27 et 28 de cette année
Essai sur les convulsions albumines n° 35, 36, 37 et 38 id.

veloppement des accidents nerveux de toutes sortes ? A peine
la femme a-t-elle conçu, qu'elle est fatalement exposée à toutes
les misères de cette nature. C'est que aucun état n'est plus
fait pour troubler la modalité du névro-système: aussi, lorsque l'on vient à parcourir le vaste champ des affections ner-
veuses, qui peuvent marquer le cours de la gestation, on a
véritablement lieu de s'apitoyer sur la triste destinée de la
compagne de l'homme ! Je ne ferai que signaler les accidents si variés auxquels elle est fatalement exposée, dans
cette période vraiment critique de sa vie. Vomissements,
trop souvent incoercibles; pica, malaises; insomnies; im-
pressions sensoriales exagérées, perverties; anesthésie, hy-
péresthésie de l'utérus; accidents hystériques divers; vésanie;
épilepsie; paralysies diverses, etc. J'ai rapporté, moi-même,
un fait très remarquable d'un état nerveux général, ayant dé-
terminé la mort (1). Est-il donc difficile, après ce triste, mais
véridique tableau, de concevoir qu'une perturbation vitale
puisse, dans certaines conditions, porter, de préférence, sur
le système nerveux central, et engendrer la névrose albuminurrhéique ?

En résumé, la pathogénie de l'albuminurie de la grossesse se réduit à ceci. Conception : perturbation profonde
apportée dans la modalité du système nerveux central. D'où
albuminurie et perversion des diverses fonctions de la vie
organique. Je ne raisonne sur aucune hypothèse; j'ai étudié,
analysé les faits, et, après quatre années de recherches et
de méditation, j'ai cru arriver à en trouver l'explication, à
l'aide des données physiologiques les plus élémentaires. Me
suis-je abusé moi-même ? C'est ce dont jugera, avec toute
connaissance de cause, la docte compagnie à la sanction de
laquelle a été soumis mon travail sur la matière. Mais pas-
sons à une autre question, et occupons-nous actuellement
des accidents engendrés par l'albuminurie liée à la grossesse.

(1) *In Gaz. des hôp.* 1857 n° 111.

§. 3. ACCIDENTS ALBUMINURIQUES.

Ces accidents peuvent se développer durant le cours de la gestation; pendant l'accouchement; consécutivement, enfin, à la délivrance.

Je commencerai par faire ressortir, des observations relatées plus haut, deux faits signalés, du reste, depuis longtemps déjà. Lorsque l'albuminurie présente un certain cachet de gravité, il est rare que l'accouchement s'effectue à son terme physiologique. Dans ces mêmes conditions, l'existence du fœtus est presque toujours compromise. Pour ne parler que des faits précédemment relatés, on a pu voir que dix enfants sur douze ont succombé (1). C'est là assurément un argument sérieux, dont il convient de tenir grandement compte, alors que les jours de la mère sont gravement menacés.

A en juger par les faits qui précèdent, la délivrance est loin de juger toujours heureusement la maladie. C'est en effet, consécutivement à l'accouchement que la terminaison funeste a été la plus fréquente. C'est ainsi que je trouve six cas de mort, dans cette dernière condition, tandis que je n'en ai eu qu'un seul à enregistrer, avant l'établissement du travail (obs. IV). Encore devrais-je porter à 7 le chiffre de la première catégorie, car la femme Rose (obs. VII), bien qu'ayant succombé à une époque assez éloignée de l'accouchement, n'en a pas moins été victime d'une affection occasionnée par le seul fait de la grossesse.

Du reste, cette particularité se conçoit aisément. Le produit de la conception est généralement trop tard expulsé de l'organe gestateur. La maladie a déjà jeté dans l'économie de profondes racines. L'organisme entre, par une soudaine

(1) La femme B. (obs. V) a bien mis au monde un enfant vivant. Mais ce fait ne saurait rester dans la même catégorie que les précédents, le cours de la grossesse n'ayant été marqué par aucun accident de quelque gravité.

délivrance, sans aucune transition, dans de nouvelles conditions. Tout l'équilibre du système nerveux est troublé, et par le fait des contractions expultrices de l'utérus, et par la modalité anormale consécutive des plexus divers de cet organe : de là, la mise en jeu presqu'inévitable de l'action reflexe, avec toutes ses conséquences possibles. Ajoutez à toutes ces causes l'état de puerpéralité, et vous aurez la raison manifeste des accidents si variés, qui peuvent survenir consécutivement à l'accouchement.

Pour ce qui est de ceux qui se déclarent durant le cours du travail lui-même, ils semblent beaucoup plus rares, puisqu'ils ne se sont produits dans aucun des 13 cas que j'ai relatés. Mais ils n'en sont pas moins pour cela possibles et redoutables. M. Depaul raconte qu'il a ainsi perdu sa première accouchée, emportée dans un unique accès d'éclampsie. Ce fait est assurément loin d'être l'unique dans la science. Les accidents de cette nature me semblent dépendre uniquement de l'incitation de l'action reflexe, occasionnée par les douleurs de l'accouchement.

Que les accidents albuminuriques, d'ailleurs, se déclarent avant, durant le travail, ou consécutivement à la délivrance, on peut les repartir en trois catégories. Dans une première se rangent les manifestations qui ont pour point de départ le système nerveux central. A cette série appartiennent les sept premières observations, que j'ai à dessein rapprochées. Dans une seconde catégorie se trouvent cinq cas, dans lesquels se sont produits de graves accidents, tenant à l'infiltration séreuse des poumons (obs. VII, VIII, IX, X, XI). A la dernière catégorie, enfin, se rapporte un seul cas, relatif à une pneumatose intestinale promptement mortelle.

Quelques mots maintenant sur chacune de ces trois espèces de manifestations morbides.

1° *Accidents cérébraux*. Ils peuvent être avec ou sans matière; c'est-à-dire qu'ils peuvent être occasionnés par la production d'un épanchement séreux encéphalique, ou dépendre d'une cause purement dynamique. C'est ainsi que

je serais assez porté à rapporter à la première catégorie les
accidents signalés dans les observations I, IV et VI, tandis
que ceux qui ont trait aux observations II, III, V, VII (accidents primordiaux) et XII, appartiennent évidemment à la
seconde.

On me dira, pour ce qui est de la première proposition,
que ce ne sont là que des suppositions toutes gratuites, aucune autopsie n'ayant été pratiquée. A notre époque en effet,
on croit moins aux apoplexies séreuses, vu que la boîte
crânienne semble avoir une véritable *horreur du vide*. C'est
là, dans tous les cas, répondre à une supposition par un argument d'un même ordre ; et je ne vois pas pourquoi, dans
une maladie qui se caractérise par des troubles si généraux
de sécrétion, on n'admettrait pas une exhalation séreuse
des membranes encéphaliques, au même titre que celle des
autres membranes séreuses et du tissu cellulaire.

Pour ce qui est de l'explication des phénomènes convulsifs
eux-mêmes, plusieurs théories sont en présence.

Dans une première manière de voir, le sang, altéré dans
sa composition, est doué d'une excitabilité anomale. Les
centres nerveux se trouvent par là impressionnés d'une façon fâcheuse : de là les convulsions. Il est aisé de s'apercevoir
aussitôt de tout ce qu'a de spécieux une telle théorie. Il
existe, en effet, une foule de conditions morbides caractéri-
sées par des altérations du sang, à peu près analogues à
celles de l'albuminurie, et dans lesquelles ne se produisent
point les phénomènes convulsifs.

Une autre doctrine, formulée pour la première fois par
Wilson, et qui compte encore aujourd'hui parmi les autori-
tés scientifiques de tous les pays un grand nombre d'adep-
tes, c'est celle de l'urémie, ou de sa dérivée, l'ammoniémie.
Je l'ai exposée avec quelques détails, et refutée dans mon
Essai sur les convulsions albuminuriques (1) : je n'y revien-
drai donc pas ici. Je ferai remarquer, seulement, que je ne

(1) Abeille médicale.

conçois pas la peine que l'on s'est donnée pour créer de toutes pièces de semblables théories, alors que l'explication des accidents cérébraux se présente si naturellement à l'esprit. Voyez ce sujet atteint, de la façon la plus inopinée, d'une attaque d'épilepsie : voyez cette femme subitement exposée aux accidents hystériques les plus effrayants. Invoquerez-vous, pour rendre compte de ces accès, une intoxication urémique ou ammoniémique qui n'existe point?

Voilà une femme, *non albuminurique*, qui est prise inopinément, durant le cours du travail de la parturition, ou consécutivement à l'accomplissement de cet acte physiologique, d'une violente attaque d'éclampsie. Metrez-vous sur le compte d'une intoxication urémique, dont cette femme n'est évidemment point atteinte, le développement des manifestations névrosiques?

Voici un autre sujet, affecté depuis un nombre d'années illimité d'une albuminurie latente. Soudain il tombe, sidéré par l'explosion inopinée des accidents cérébraux les plus terribles. Invoquera-t-on, pour rendre compte de cette catastrophe, une altération subite du sang, une intoxication urémique, dont rien jusqu'au moment fatal n'a traduit l'existence? L'expliquera-t-on davantage par un épanchement cérébral, non révélé par l'autopsie?

Non, ces divers accidents sont identiques dans leur essence. Il n'a fallu, chez tous ces sujets, affectés d'une prédisposition congéniale ou acquise aux manifestations cérébrales, qu'une étincelle, que la mise en jeu de l'action réflexe, pour les déchaîner. La cause la plus minime absolument parlant, suffit pour cet effet. C'est ainsi, pour ne parler que de l'albuminurie de la grossesse ; c'est ainsi, dis je, que je crois, pour mon compte, que les mouvements actifs du fœtus suffisent souvent pour donner lieu aux attaques d'éclampsie. La preuve, c'est qu'il est assez ordinaire de voir se calmer ces dernières, aussitôt que le fœtus a cessé d'exister. Il en fut ainsi, chez la femme Rose (obs. VII). Peut-être est-ce à cette cause que l'on doit attribuer le peu d'intensité des phénomènes convulsifs chez la femme Laumailler, (obs. XII)voire même chez la femme Yron (obs.IV.), dont les fruits étaient manifestement privés de vie au moment où mon intervention fut réclamée?

M. Mattei parle d'un cas (1) dans lequel les convulsions s'arrêtèrent après la mort de l'enfant, qui ne fut expulsé qu'au bout d'un mois. Des faits de cette nature ne sont sans doute pas sans analogues, dans les annales de la science.

Est-il d'ailleurs des conditions plus propres que l'état de gestation et celui de puerpéralité, à provoquer l'explosion des accidents nerveux? Que l'on se rappelle, en effet, l'organisation même de la femme,si éminemment caractérisée déjà par la grande mobilité et l'extrême susceptibilité du névro-système; que l'on tienne compte de la modalité toute spéciale du système utérin, avec ses connexions, ses sympathies si intimes avec le grand axe nerveux ; que l'on considère l'ébranlement considérable que doivent nécessairement imprimer à ce dernier les dépenses excessives de l'influx nerveux, indispensable pour la perpétration du travail de la parturition; que l'on songe à la modalité toute nouvelle de l'organe gestateur après sa déplétion, et l'on pourra, je crois, expliquer d'une façon toute physiologique, et sans recourir à aucune hypothèse risquée, les divers accidents nerveux qui marquent le cours de la grossesse, le moment du travail, et les suites de la délivrance.

Je n'ai plus que deux mots à dire sur une autre doctrine, celle de M. Marchal (de Calvi). Ce savant praticien attribue les accidents cérébraux, en général, à la compression cérébrale, par le fait d'une exsudation séreuse encéphalique. Cette opinion ne pèche qu'en ce qu'elle est trop exclusive. Le plus fréquemment, en effet, la nécropsie n'a révélé l'existence d'aucune collection ventriculaire ou sous-arachnoïdienne.

Les accidents convulsifs se font remarquer beaucoup plus fréquemment avant qu'après la délivrance. C'est ainsi qu'ils

(1) Bulletin de la société de médecine pratique, 1859, p. 5.

se sont produits cinq fois dans la première condition (obs. II, III, IV, VII, XII), et une fois seulement dans la seconde (obs. V). N'aurait-on pas lieu de se fonder, encore une fois sur cette remarque, pour établir l'influence manifeste des mouvements actifs du fœtus, sur la production des accidents éclamptiques ?

On a attribué à la rétention d'une portion de l'arrière-faix dans la cavité utérine, ainsi qu'à la non-expulsion hors de cet organe de quelque coagulum sanguin, la production des accidents convulsifs consécutifs à la délivrance. Sans dénier toute valeur à un tel ordre de causes, j'avoue que je suis porté à les attribuer plus volontiers à la modalité nouvelle affectée, sans transition, par le système utérin. Il faut bien avouer qu'aucune condition n'est apte à mettre plus puissamment en jeu l'action réflexe.

Il était intéressant d'étudier l'influence exercée, par les accidents cérébraux sur le phénomène albuminurique. Malheureusement, des difficultés de plus d'une sorte m'ont empêché, jusqu'ici, de faire à ce point de vue toutes les expériences que j'aurais voulu entreprendre. Les urines, dans ces conditions, sont souvent involontaires. Trop fréquemment aussi, dans la pratique rurale, on est appelé, auprès des malades, au moment même des accidents ; ceux-ci dissipés, l'homme de l'art n'est pas toujours mis en demeure d'en étudier les suites.

Les données que j'ai pu recueillir, à ce point de vue, sont donc actuellement restreintes. En attendant toutefois que des circonstances plus favorables me permettent de les compléter, je n'en vais pas moins exposer les résultats de mes nombreuses recherches.

Je pus obtenir, le 5 octobre 1859, à l'aide de l'algalie, un échantillon d'urine chez la femme Cosmeau, après cinq convulsions violentes, suivies de coma. Cette urine, traitée dans mon albuminomètre (1), par l'acide nitrique, me fournit un

(1) V. *Gaz. des hôp.*, n° 124, 1858.

précipité albumineux très-élevé, et marquant 0,06. Je norerai incidemment qu'une nouvelle analyse, effectuée quatre jours après l'accouchement, ne fournit plus, au point de vue de l'albumine, que des données complètement négatives. (Obs. III).

Je ne puis obtenir aucun échantillon d'urine chez madame Rose qu'après la septième convulsion, et un coma de 26 heures. Le précipité albumineux marqua $0^m,046$ à mon albuminomètre. L'accouchement, provoqué par les douches utéro-vaginales, s'effectua à quatre jours de là. Le lendemain de la délivrance, la hauteur du dépôt était réduite à $0^m,03$; le surlendemain elle ne marquait plus que $0^m,024$ malheureusement, l'avenir ne me le prouva que trop, les secours de l'art avaient été administrés trop tardivement à cette pauvre femme. L'albuminurie passée à l'état chronique, finit par entraîner une terminaison funeste. J'ai pu entreprendre, durant cette longue et éternelle maladie, un grand nombre d'analyses albuminométriques. La hauteur moyenne des dépôts albumineux a été de $0^m,025$; elle s'est élevée très-passagèrement à $0^m,055$; $0^m,072$ et même $0^m,10$. Le phénomène albuminurrhie d'ailleurs, quantitativement parlant, et je dirai plus loin dans quelles circonstances, ne présente aucune valeur, au point de vue du pronostic. En somme et à ce point de vue, c'est une manifestation toute relative et individuelle. (Obs. VII).

J'ai recueilli une petite quantité d'urine chez la femme Yrois, le 11 juillet dernier, après un coma de 12 heures, et trois convulsions peu violentes. Le précipité albumineux n'a accusé que $0_m,058$ d'élévation. (obs. IV).

Chez la femme Breteau, enfin, (obs. V), je n'ai pu me procurer de son urine que le lendemain de son accouchement. Cette excrétion ne contenait plus déjà que des traces d'albumine; $0_m,002$.

S'il était permis de tirer quelques déductions d'un nombre de faits aussi restreint, on en conclurait que les proportions de l'excrétion albumineuse urinaire sont subordonnées à l'intensité des phénomènes cérébraux.

Cette manière de voir, d'ailleurs, est légitimée par un certain nombre de preuves dont il ne convient point de traiter ici avec quelques détails, et qui témoignent suffisamment que l'abondance du précipité albumineux est en raison directe de la somme de dépense de l'innervation cérébro-spinale. C'est ainsi que, chez la femme Pioget, j'ai vu le simple accomplissement des fonctions de la vie de relation déterminer une élévation comparative de 0m,034 du précipité albumineux.

J'ai vu d'un autre côté, les effets perturbateurs de la médication vomitive augmenter, d'une façon non moins remarquable, les proportions du dépôt albumineux. Dans une première expérience chez la nommée Yron, la hauteur du précipité se trouva élevée de 0m,28; dans la seconde, il ne le fut que de 0m 006. Chez la femme Plessis, j'ai noté des différences de 0m,032; 0m.023 et même, dans un cas. de 0m,065. Notons, pour en finir avec un sujet, dont il serait assurément fort intéressant de traiter un peu plus longuement, que, chez une autre malade, la femme Pioger, la médication perturbatrice, employée exactement de la même façon, a donné lieu à des résultats diamétralement opposés aux précédents. Ceux d'une première épreuve ont été une diminution de 0m, 015 dans la hauteur du dépôt; dans une seconde expérience j'ai observé un abaissement de 0m,01 dans cette même hauteur. Des effets aussi satisfaisants m'avaient fait espérer, lors des essais que je tentais, pour la première fois, chez cette femme, que cette méthode pourrait bien être ce fameux traitement spécifique de l'albuminurie, si longtemps vainement cherché. Les résultats si différents de mes autres tentatives n'ont pas tardé à me démontrer que j'avais conçu un espoir qui, dans de semblables conditions du moins (albuminurie chronique simple) ne devait point se réaliser.

Mais en voilà assez, pour l'instant, sur le compte des manifestations cérébrales. Faisons remarquer, seulement, que les résultats si opposés, obtenus chez les sujets de ces dernières expériences prouvent, une fois de plus, la véritable nature de ces mêmes manifestations. Pourquoi l'albuminurrhée, en effet, n'aurait elle point, ainsi que toutes les autres névroses, les allures propres, de même que ses fantaisies thérapeutiques ? Mais, arrivons à une complication non moins redoutable de l'albuminurie; à l'œdème des poumons.

2° *OEdème des poumons.* Cette hydrogonie est l'une des plus fréquentes que l'on ait occasion d'observer dans la névrose albuminurrhéique. Après l'infiltration du tissu cellulaire sous-cutané, c'est elle, qui en effet, se produit le plus communément dans cette affection. C'est ainsi dans tous les cas graves, accompagnés d'œdème; (car ce dernier épiphénomène n'est point une condition nécessaire de l'albuminurie (1), on est à peu près sûr de constater, à un degré variable, une infiltration séreuse des poumons.

Cette complication s'accompagne généralement de troubles dyspnéiques plus ou moins marqués. Ces accidents, qui peuvent parfois atteindre les proportions de l'orthopnée la plus cruelle, sont, dans certains cas, assez prononcés pour inspirer les plus sérieuses inquiétudes. Tel était le cas de Mme Rose (obs. VII). Tels étaient également ceux dont je dois la relation à mon honoré confrère (obs. VIII, IX. X, XI).

Il est aisé, je crois, de s'expliquer la fréquence de l'infiltration séreuse des poumons. Aucun organe parenchymateux n'offre une trame aussi lâche; le mécanisme même en outre de l'acte de la respiration, est on ne peut plus propre, par un véritable appel du liquide séreux, à faire des organes un lieu d'élection de l'infiltration.

Dans les phénomènes dyspnéiques, j'ai peine à admettre une unique influence mécanique. J'ai, un certain nombre de fois, constaté une orthopnée très prononcée, que la lésion pulmonaire était loin de me sembler suffisante pour expli-

(1) V. Abeille médicale 1860, n°' 27 et 28.

quer. Je crois qu'il convient, pour s'en rendre compte, d'invoquer l'intervention d'une autre cause ; un trouble de l'innervation du pneumo gastrique. J'ai déjà eu, ailleurs, l'occasion d'exposer ma manière de voir, concernant l'intervention de ce second facteur, dans un essai sur la congestion sanguine pulmonaire albuminurique (1). Inutile donc de revenir de nouveau ici sur le même sujet.

Les accidents dyspnéiques semblent exercer une influence marquée sur l'albuminurrhée. On n'a, du reste, point lieu de s'étonner d'une telle particularité, pour peu que l'on se rappelle ce que j'ai avancé plus haut, concernant la pathogénie de ce phénomène, et les conditions qui la régissent dans ses diverses manifestations.

Voici, d'ailleurs, quelques faits qui feront mieux ressortir l'influence albuminogénique de cet épiphénomène. Je suis obligé de puiser mes exemples en dehors de l'état de gestation ; mais ils n'en sont pas pour cela moins significatifs.

Mlle Lhermier. Œdème des poumons, très-marqué à droite. Dyspnée surtout au réveil. 5 septembre, dépôt albumineux, marquant à mon albuminomètre $0^m,047$. Le 8, pouls 150; respiration 50, précipité albumineux, $0^m,09$. 12 septembre, pouls 110; respiration 33; précipité albumineux, $0^m,012$. 21 septembre, pouls 150; respiration 44 : dyspnée très sensible, occasionnée par un œdème de la glotte; dépôt albumineux, $0^m,107$. Mort le lendemain matin.

La longue et douloureuse affection de la femme Rose (obs. VII), a eu pour cachet spécial la production des accidents dyspnéiques les plus tenaces, les plus torturants. J'ai pu voir cette malheureuse femme, qui suffoquait dans la position horizontale, conserver plusieurs mois la posture la plus pénible, inclinée sur une banquette transversalement placée sur son lit au devant d'elle. Voici les résultats de quelques expériences albuminométriques, qui semblent

(1) « id.   1860, n° 16.

mettre hors de doute l'influence albuminogénique des accidents de la dyspnée.

Le 4 septembre 1858, en l'absence de toute dyspnée, la
hauteur du dépôt albumineux est de $0^m,019$. Le 29 du même
mois, la gêne de la respiration est très grande (bien que je
ne constate dans les poumons que des traces d'infiltration
séreuse). Hauteur du précipité, $0^m,05$. Le 5 janvier, accidents orthopnéiques extrêmes, qui me contraignent de pres-
crire une potion vomitive (médication perturbatrice). Dépôt albumineux, $0^m,072$.

Amélioration graduelle. Le 9 février, état général relativement satisfaisant, respiration libre. Dépôt albumineux. $0_m,022$.

Bientôt les accès dyspnéiques recommencent et se renou-
vellent, plus intenses que jamais, toutes les nuits. 14 février, dépôt albumineux, $0^m,079$ (urines de la nuit). Le 26
février, ces accidents étant complétement dissipés, la hauteur
du précipité est réduite à $0^m,027$.

Inutile de produire de nouveaux résultats, qu'il me serait
aisé de multiplier. En voilà assez pour démontrer, une fois
de plus, l'influence de l'innervation cérébrale sur l'albuminurrhée. Ce phénomène, d'ailleurs, que j'ai étudié le premier avec quelque soin, et surtout avec une grande préci-
sion, n'est pas encore suffisamment connu. Je ne considère,
moi-même, ces derniers que comme provisoires. L'intérêt qui s'y rattache est si grand, que je ne manquerai pas de
profiter de toutes les occasions qui pourront se présenter pour
poursuivre mes recherches sur cet objet. C'est dans cette voie,
j'en suis plus que jamais convaincu, qu'il convient de s'engager, pour trouver la solution de la plupart des questions,
non encore résolues, relatives à cette mystérieuse entité,
morbide.

Je répéterai ici ce que j'ai déjà avancé plus haut, au sujet
des accidents cérébraux: l'albuminométrie ne peut fournir
aucune donnée importante au point de vue pronostique. Elle
témoigne de l'atteinte actuellement portée aux fonctions de

l'hématose, mais voilà tout. Que ces dernières reprennent leur formalité, l'abondance de l'excrétion albumineuse diminue aussitôt. C'est précisément ce que j'ai été à même de constater un certain nombre de fois, notamment chez la femme Rose.

L'infiltration séreuse des poumons ne constitue point la seule hydrogonie propre à l'albuminurie de la grossesse. Des collections peuvent s'effectuer du côté de la plupart des cavités pourvues d'une membrane séreuse. L'hydropéritonie, par exemple, est extrêmement fréquente dans ces conditions. Elle est également, pour moi, le fruit d'une déviation de l'innervation ganglionnaire qui, comme on le sait, préside à toutes les sécrétions. Elle est toutefois favorisée, dans son développement, par une cause toute mécanique, dont on conçoit à merveille le mode d'action. Je n'ai jamais vu, pour mon compte, cette complication atteindre des proportions suffisantes, pour menacer les jours des malades ! Elle a, dans tous les cas où je l'ai observée, été assez promptement jugée, après l'accouchement, par une diurèse abondante.

Pour ce qui est des autres hydrorganies, je n'ai aucune observation propre, qui soit digne d'être notée ici.

3° *Accidents pneumatosiques.* L'état puerpéral est une condition très favorable au développement de la tympanite. On trouve, dans l'immortel ouvrage de Morgagni (1), la relation, beaucoup trop succincte, de quelques faits dans lesquels cette complication a occasionné la mort. Celui qui a fait l'objet de mon observation XII, n'en est pas moins digne du plus haut intérêt, car les cas de cette nature sont, fort heureusement, extrêmement rares. Ce sujet, d'ailleurs, n'est pas le seul chez lequel j'aie eu occasion d'observer la production de ce phénomène; la femme Pioger en a été plusieurs fois affectée, et, je dois le dire, la première fois qu'elle en a été atteinte, mon diagnostic a pu se trouver un instant en suspens. Les classiques nous enseignent que, dans la

____

(1) *De sedibus et causis morborum. Epist.* 48ᵉ.

tympanite, le ventre résonne comme un tambour, et que, dans l'ascite il y a une matité marquée, une résistance au doigt considérable. Tout cela est superbe en théorie; en pratique, c'est toute autre chose. La preuve est que, chez ces deux sujets, la percussion accusait beaucoup plus la présence d'une collection liquide dans le péritoine, qu'un dégagement de fluides gazeux intestinaux; aussi, dans l'un et l'autre cas, si je n'avais eu, pour me guider, aucune donnée commémorative, aucun indice d'un autre ordre, j'eusse assurément été beaucoup plus porté à pencher vers la première opinion que vers la seconde.

Chez mon second sujet, ce phénomène n'a jamais entraîné aucune conséquence grave. Après quelques jours de durée, le ballonnement du ventre s'est toujours affaissé, soit spontanément, soit sous l'influence de la médication purgative. Dans le premier cas, la malade n'a jamais émis, m'a-t-elle assuré, aucun produit gazeux.

Je considère ce phénomène comme le résultat d'une déviation de l'innervation ganglionnaire. Ne voit-on pas, d'ailleurs, des manifestations, analogues dans leur essence, se produire journellement dans une autre névrose? J'ai nommé l'hystérie.

§ 4. Diagnostic.

Le diagnostic de l'albuminurhée liée à l'état de gestation, est ordinairement facile. Le plus ordinairement même, cette affection peut être soupçonnée au premier aspect. Mais, il ne faut pas l'oublier, on ne saurait jamais asseoir solidement son jugement, sans l'analyse préalable des urines. On peut, en effet, assez fréquemment noter une infiltration assez étendue du tissu cellulaire, sans que l'analyse de ce fluide y décèle la présence de l'albumine (1). J'ai commis moi-même plus d'une méprise, en portant de ces diagnostics d'emblée.

(1) L'anasarque scarlatineuse, même, n'est pas toujours accompagnée d'albuminurhée. J'en dirai autant de celle qui est le résultat d'un brusque refroidissement de la peau (v. Moneret, Traité de pathologie générale, t. II, p. 500).

Ce n'est pas tout; il est des cas, les plus rares, à la vérité, où un unique examen des urines ne suffit pas toujours pour décèler la véritable nature de l'affection. A une certaine période de la maladie, l'urine cesse quelquefois d'être albumineuse. Il en fut notamment ainsi chez le nommé Brindeau. Le 25 mars 1857, ses urines étaient chargées d'albumine; le 6 avril suivant, elles n'en contenaient plus aucune trace. Mort dans le mois de juin suivant. Un tel fait, d'ailleurs, est aujourd'hui parfaitement connu de tous.

Bien plus, il semblerait que l'albuminurrhée serait susceptible de se suspendre par instants, pour se produire ensuite de nouveau. M. Cazeaux dit en avoir vu un exemple (1). M. Mattei a bien voulu me communiquer un cas analogue, tiré de sa pratique. Je n'ai, pour mon compte, je l'avoue, observé rien de semblable jusqu'à ce jour. Mais je crois que l'on doit accueillir avec toute confiance des assertions émanant d'observateurs habiles.

Il ressort de tout ceci que l'infiltration séreuse, même généralisée du tissu cellulaire, ainsi que la tuméfaction des reins, ne sauraient constituer des caractères révélateurs infaillibles de la névrose albuminurrhéique, du moins en puissance. Tout au plus peuvent-ils faire présumer, en présence des données négatives fournies par l'analyse des urines, que cette affection a pu exister antérieurement, et qu'elle ne se traduit plus actuellement que par ses effets. Quand les symptômes observés ne laissent point de tenir encore, à ce point de vue, l'esprit en suspens, il faut donc revenir à diverses reprises, à l'examen de l'excrétion urinaire, et ne point omettre, s'il y a lieu, de l'explorer par une solution de tannin. L'albumine pourrait bien, en effet, s'être transformée en albuminose. La découverte d'un tel fait serait de nature à lever toute difficulté diagnostique.

§ 5. Pronostic.

Si l'on se donnait la peine d'examiner les urines de toutes

(1) Traité des accouchements 3ᵉ édition p. 309.

lés femmes enceintes, nul doute que l'on ne les trouvât, plus souvent que l'on ne serait tout d'abord porté à le croire, chargées plus ou moins abondamment d'albumine. Il est évident également que bon nombre de femmes, chez lesquelles cette affection se traduit, même par les signes révélateurs antérieurs les moins douteux, traversent, sans encombre, cette période critique de leur existence, et mettent heureusement au monde leur enfant vivant. Pour faire une statistique de quelque valeur, il faudrait avoir la connaissance de tous ces faits à solution favorable, ce qui est absolument impossible dans la pratique civile, où le médecin n'est presque jamais appelé que lorsque son assistance est devenue indispensable. Tout ce que j'ai donc à dire, au point de vue du pronostic, doit uniquement se rapporter à l'albuminurie affectant un certain cachet de gravité.

Le pronostic doit être envisagé au point de vue de la mère et à celui de son fruit.

Une première remarque, qui ressort, de la façon la plus évidente, des faits dont j'ai plus haut donné la relation, c'est que, pour peu que les accidents deviennent sérieux, il est extrêmement rare que l'accouchement s'effectue à son terme normal.

Un autre corollaire, qui se déduit également des mêmes observations, c'est que la nature effectue souvent trop tard, pour la mère et son fruit, son œuvre de salut (obs. VI, IX, X, XI, XII). J'ajouterai que, dans l'observation VII, l'intervention de l'art a été réclamée trop tardivement. Si j'avais été appelé plus tôt, je n'aurais pas hésité un instant à proposer l'accouchement prématuré artificiel. Il en eût, sans doute, été de même pour ce qui a trait aux sujets des observations II et IV. En somme, je vois là huit femmes qu'il eût peut-être été possible de soustraire à la mort, par le bénéfice d'une efficace intervention de l'art. Or, on peut voir, par cette lugubre statistique mortuaire, ce que l'on a à attendre de l'expectation, dans les cas de cette nature. Sur 11 cas où des accidents sérieux se sont manifestés dans l'état de puerpéralité, 8 cas de mort ? Un tel chiffre est plus éloquent que tout autre argument, et établit, de la façon la plus péremptoire, les dangers de toute temporisation, alors que les accidents deviennent véritablement menaçants.

Pour ce qui a trait au produit de la conception, le tableau paraît encore plus sombre : sur 11 femmes qui accouchent dans ces graves conditions, je trouve quatre enfants tués par le seul fait des convulsions, cinq par celui des souffrances éprouvées par la mère, deux jumeaux enfin expulsés vivants, mais non viables, des organes maternels : total, 10 cas de mort sur 11.

On peut donc déduire, de cette statistique, d'ailleurs beaucoup trop restreinte, que, lorsque l'albuminurie de la grossesse engendre des accidents sérieux, et que l'intervention de l'art n'est invoquée que trop tardivement, le pronostic, extrêmement grave pour la mère, devient, pour son fruit, presque nécessairement fatal.

§ 6. Traitement.

Ces considérations m'amènent tout naturellement à parler, tout d'abord, du traitement radical des accidents sérieux de l'albuminurie, c'est-à-dire de l'accouchement prématuré artificiel. Dans ces graves conditions, c'est lui qui constitue la seule ancre de salut des malheureuses femmes profondément atteintes. C'est encore lui qui, utilisé à propos, peut quelquefois fournir le moyen de conserver les jours du produit de la conception.

A une époque, encore peu reculée, où la provocation du travail n'était point sans entraîner quelque danger pour les jours de la mère, où elle nécessitait une certaine habileté opératoire, et le déploiement de quelque appareil instru-mental spécial, ce moyen suprême devait être proposé et accepté avec une certaine répugnance. Cela se conçoit à merveille. Mais aujourd'hui que, grâce à la précieuse découverte de l'illustre professeur de Würzbourg, la science est dotée d'une méthode aussi inoffensive qu'efficace, j'ai peine à concevoir l'hésitation des praticiens les plus instruits à s'engager dans une voie véritablement féconde en heureux résultats. N'est-il pas déplorable de voir journellement succomber de malheureuses femmes, qu'avec un peu moins de pusillanimité, l'homme de l'art pourrait souvent conserver à l'amour de la famille ? Les lecteurs de l'*Union médicale*, notamment, doivent encore avoir toute présente à l'esprit la triste histoire d'une jeune malade, qui a succombé à la suite de vomissements incoercibles, et qu'il eût sans doute été possible de sauver, par le bénéfice de l'accouchement prématuré artificiel.

L'accouchement prématuré est toujours une chose grave. Aussi ne doit-il jamais être effectué à la légère. Mais je le répète, il est des cas où il constitue une ressource suprême ; alors l'homme de l'art est coupable, s'il omet d'en tirer tout le parti possible. J'y ai eu recours moi-même en trois circonstances ; et j'ai pu m'applaudir d'avoir su me mettre au-dessus de vaines clameurs, dont le ton, d'ailleurs, s'est vite transformé, en présence des résultats toujours relativement satisfaisants, qui ont été le fruit d'une pratique à laquelle les meilleurs esprits même n'ont point encore eu le temps de se faire.

Si l'accouchement prématuré artificiel a été, jusqu'ici, accueilli avec défiance par les praticiens les plus éclairés, c'est que la prévention et les préjugés ont présidé à son jugement. On l'a dans l'espèce, accusé d'augmenter l'excitation cérébro-spinale, et de déterminer des désordres funestes du côté des organes maternels. Pour ce qui me concerne, j'ai effectué l'accouchement forcé chez les femmes qui font l'objet des observations II et III, et je puis certifier que les manœuvres que j'ai effectuées n'ont, en aucune façon, exaspéré les accidents cérébraux. Ceux-ci, au contraire se sont amendés aussitôt après la délivrance. Je ferai la même remarque pour ce qui a trait à la femme Yron (obs. IV). J'ai fait tous mes efforts pour obtenir une dilatation suffisante du col, pour me permettre d'effectuer la délivrance artificielle. L'inutilité de ces manœuvres a été complète. Si mes tentatives avaient été couronnées de succès, on aurait pu les faire entrer, pour une large part, dans la solution malheureuse de la maladie. Dans combien de cas, d'ailleurs, n'a-t-on pas eu à noter une terminaison funeste, en dehors même de toute manœuvre obstétricale? Tel était notamment le cas signalé par mon savant collègue, M. Terrier, dans la séance du 1er décembre 1859 de la Société de médecine pratique (1), à propos d'un travail sur l'éclampsie, que j'avais eu l'honneur de lui communiquer. La femme accoucha physiologiquement, dans les plus graves conditions et succomba la nuit suivante. On voit, en présence de semblables faits, combien il importe, de mettre de réserve dans ses appréciations.

M. Mattei, qui fait autorité en matière d'obstétrique, se proclame partisan de l'accouchement prématuré dans les affections très-graves de la grossesse, et notamment dans l'éclampsie. Il connaît, déjà, dit-il (2), dix-huit cas dans lesquels la provocation de l'accouchement a permis de conserver la vie aux femmes. Pour ce qui est des cas de mort consécutive aux manœuvres nécessaires pour l'effectuer, il n'en connaît que deux. Encore dans l'un de ceux-ci, qui appartient à M. Dubois, n'est-il point prouvé que la mort a plutôt été le fruit de ces dernières que du retard de l'intervention. Cette opinion compte encore au nombre de ses adhérents des praticiens recommandables, au nombre desquels se trouvent MM. A. Bossu, Duhamel, Duvivier, etc.

Je crois, pour ma part, que l'accouchement provoqué, effectué par des mains prudentes et habiles est bien loin d'être coupable de tous les méfaits qu'on lui prête gratuitement. Du reste, la preuve la plus convainquante de son innocuité, de ses bienfaits, c'est le langage non fardé des faits. Je n'ai rien à ajouter aux arguments que j'ai exposés,

(1') Bulletin de la société de médecine pratique, 1859, p. 97.
(2) Id.

aux chiffres que j'ai établis. Ils sont, je crois, de nature à faire cesser toute incertitude, sur la valeur d'une telle pratique.

Il est deux façons de procéder à la provocation du travail. Dans une première méthode on se propose d'effectuer, en quelque sorte extemporanément, la délivrance. C'est le but vers lequel on tend, en recourant à la dilatation digitale graduée. Ces manœuvres, fort inoffensives lorsqu'elles sont pratiquées par des mains exercées, favorisées d'ailleurs par des conditions toutes spéciales qui prédisposent singulièrement à l'avortement, permettent le plus ordinairement d'effectuer la délivrance en quelques heures. Dans un cas même, rapporté par M. Mattei (1), l'opération tout compris, ne dura pas plus de 40 minutes. Elle eut les plus heureuses conséquences pour la mère.

Toutefois ces tentatives ne sont pas toujours suivies de succès. C'est ainsi que, chez la femme Yron (obs. IV), il me fut impossible d'obtenir une dilatation suffisante pour effectuer la déplétion de l'utérus.

Telle est la méthode qui seule convient, dans les cas où il est nécessaire d'intervenir sans aucun délai. Lorsque les accidents sont moins prochainement menaçants, il en est une autre qui se recommande encore davantage au choix du praticien. Elle a en effet pour précieux avantage de déterminer, avec une innocuité parfaite, l'établissement du travail de la façon la plus physiologique. J'ai nommé la méthode de Kivisch. C'est elle qui m'a servi à provoquer l'accouchement, chez la femme Rose (ob. VII). Je l'ai utilisée dans deux autres non moins graves, et je puis certifier que la délivrance de ces trois malades s'est effectuée avec le plus grand bonheur, nonobstant les conditions déplorables dans lesquelles elles se trouvaient. Si cette méthode était dans tous les cas applicable, son innocuité est telle, ses effets sont si sûrs, que l'accouchement prématuré artificiel ne tarderait

(1) Bulletin de la société de Méd. pratique 1859, p. 97. id. p. 5.

pas à passer dans la pratique courante ; car on n'aurait plus aucunement lieu de redouter ses dangers, pour ce qui a trait à la mère, et voire même quelquefois à l'enfant. Mais comme elle exige, pour produire ses effets, un intervalle de deux ou trois jours, en moyenne, il est des circonstances dans lesquelles on ne **peut** même songer à y avoir recours. C'est alors à la dilatation graduée du col utérin qu'il faut s'adresser.

Tous les cas, d'ailleurs, sont loin de réclamer impérieusement une intervention immédiate. De ce nombre (1) sont les accidents, par exemple, occasionnés par l'infiltration séreuse des poumons. A moins que l'homme de l'art ne soit appelé *in extremis*, il est rare qu'il ne puisse disposer de 2 ou 3 jours, pour provoquer l'accouchement. Dans toutes les circonstances donc, où le choix sera possible, on devra s'adresser de préférence à la méthode de Kivisch, comme étant plus sûre peut-être encore dans ses effets, et d'une innocuité tout à-fait absolue.

L'accouchement prématuré artificiel ne devra être provoqué qu'avec une sage réserve dans la première période de la gestation; car alors il a pour effet nécessaire d'entraîner la perte du nouvel être. Dans ces conditions donc il y a lieu de tenter d'une prudente et intelligente temporisation, lorsque les accidents éprouvés par la mère portent atteinte à l'existence de son fruit. On voit quelquefois ces mêmes accidents disparaître. Dans ce cas encore, il convient d'attendre l'établissement naturel du travail. Les jours de la mère sont-ils sérieusement menacés? que le fœtus ait ou non cessé de vivre, je crois que l'hésitation n'est plus permise, et que l'intervention de l'homme de l'art est d'autant plus légitime que l'existence de l'enfant, en admettant qu'il n'ait point encore succombé, est alors presque fatalement condamnée. Ainsi, pour ne me placer qu'au point de vue des convulsions, M. Mattei ne connaît que deux cas dans lesquels on a pu en triompher,

(1) Bulletin de la Société de médecine pratique 1859, p. 7.

et voir la grossesse arriver à son terme physiologique en conservant surtout la vie de l'enfant (1). Il faut savoir tenir compte de cette importante donnée, pour hésiter moins à prendre un parti qui permet d'atteindre plus sûrement le but vers lequel doit avant tout tendre le praticien : assurer le salut de la mère.

Dans la seconde période de la gestation, la conscience du praticien se trouve plus au large. L'enfant est devenu apte à jouir d'une existence individuelle. Dans ces conditions, une timide temporisation peut devenir coupable, car il est possible qu'elle aboutisse même à une double perte. Par le bienfait de l'accouchement provoqué, au contraire, l'homme de l'art peut être assez heureux pour sauver la vie soit de la mère, soit de l'enfant, soit de l'une et de l'autre tout à la fois.

Quoi qu'il en soit, l'accouchement provoqué ne saurait être considéré que comme une ressource suprême, à laquelle on ne doit jamais recourir qu'à la dernière extrémité. Tous les efforts du praticien doivent par conséquent, tendre à éviter cette *ultima ratio*. Examinons donc rapidement les divers moyens dont il peut disposer, pour combattre les accidents. Occupons-nous d'abord, suivant encore ici l'ordre que nous avons adopté pour l'exposition de ces derniers, des manifestations cérébrales, complication la plus fréquente la la mieux étudiée jusqu'ici de l'albuminurie de la grossesse.

Au premier rang des *moyens curatifs*, dit M. Cazeaux, dans son excellent ouvrage, il faut placer les émissions sanguines. La saignée générale, déjà conseillée en pareils cas *larga manu*, par Levret madame Lachapelle, etc., a été préconisée jusqu'ici avec un véritable enthousiasme, par les praticiens les plus éminents. Jai déjà cité M. Cazeaux. Telle est aussi l'opinion de MM. Dubois, Depaul, Valleix, et on peut le dire, de la plupart des accoucheurs. Mais que l'on se garde bien de considérer cette méthode

(1) V. Abeille médicale 1860, p. 298.

comme s'adressant directement à la protopathie. Elle ne fait, bien évidemment, que combattre ses produits, les hémastoses avec leurs conséquences. Lorsque les émissions sanguines sont suivies de succès, c'est qu'elles ont eu pour effet, non de calmer l'excitation cérébro-spinale, mais de lever les entraves qui eussent pu mettre l'organisme hors d'état de réagir.

Du reste, bon nombre de praticiens éclairés de notre époque professent déjà, à ce point de vue, des opinions bien difrentes de celles qui ont si longtemps fleuri, grâce, on peut le dire, à l'entraînante éloquence de l'illustre chef de l'école physiologique. Nous ne sommes plus au temps où l'on versait, avec une véritable profusion, le plus pur du sang des pauvres malades. C'est ainsi que MM. Pajot et Blot, pour ne parler que de l'école de Paris, relèguent déjà au second rang l'emploi des émissions sanguines qui, ainsi que l'avançait le premier de ces professeurs, dans une de ses récentes leçons cliniques, employées seules, se sont toujours montrées impuissantes en pareils cas. En bonne logique, il convient assurément d'user, avec une sage réserve, d'un moyen propre encore à exalter la susceptibilité du système nerveux. Lorsque les accidents hémostasiques réclament impérieusement une prompte déplétion du système vasculaire, il est indiqué d'ouvrir la veine, surtout si le sujet est suffisamment étoffé. Mais ce n'est là, dans les circonstances les plus ordinaires, qu'un moyen de gagner du temps, et dont il convient toujours d'user avec la plus grande parcimonie possible. J'ai pour mon compte employé plusieurs fois très largement des émissions sanguines générales, et je ne crains pas de déclarer que j'ai été satisfait des résultats que j'en ai obtenus.

C'est en vue de combattre les accidents congestifs, tout en imposant aux malades la moindre somme possible de pertes organiques, que j'ai proposé l'usage de la médication alcaline, au préjudice des émissions sanguines générales. Cette méthode m'a obtenu un succès complet dans un cas sur lequel seul je puis m'appuyer, comme n'ayant eu recours à aucun autre agent (1); une application de sangsues avait été employée sans apporter aucun soulagement à la malade. L'administration de 12 gram. de bicarbonate de soude ne tarda pas à conjurer sans retour les accidents qui étaient en puissance depuis 24 heures. Dans tous les cas donc, *où une intervention immédiate n'est pas devenue indispensable*, je conseille de recourir à ce moyen, qui a pour avantage d'agir avec une beaucoup plus longue portée que la saignée et qui ne prive pas sans retour le malade du précieux fluide qui entretient la vie.

Pour en finir avec les émissions sanguines, disons de suite que c'est suivant le même mode qu'agissent les saignées locales. Elles s'adressent également aux produits des accidents convulsifs et combattent avec beaucoup d'avantage les hémostasies plus redoutable souvent dans leurs effets que les causes mêmes qui les ont déterminées. Cette médication convient surtout chez les sujets délicats et en proie à la cachexie albuminurrhéique.

Quelques sangsues apposées de deux en deux aux apophyses mastoïdes suffisent le plus ordinairement dans ces cas particuliers, pour parer aux suites des accidents convulsifs plus formidables; ces entraves levées, la nature le plus ordinairement se suffit à elle-même; des synapismes ont été conseillés, en vue de combattre les convulsions et le coma. M. Depaul en condamne l'emploi, ainsi que celui de tous les agents irritants, susceptibles, suivant lui, de ramener les accès, bien loin de les apaiser. Les bains généraux conseillés par les auteurs les plus recommandables, ne trouvent pas grâce davantage aux yeux de cet éminent accoucheur (2). Je dois dire que je les ai moi-même plusieurs fois prescrits sans en retirer le moindre avantage. J'en dirai autant des applications réfrigérantes sur la tête isolément employées.

(1) V. Gaz. des hôp. 1854, p. 7.
(2) Id.. p. 7.

Un moyen fort innocent lorsqu'il est méthodiquement employé, et qui a plus d'une fois réussi dans des conditions
très graves, c'est la compression des carotides, conseillée
par M. Blaud, de Beaucaire. Elle doit être effectuée sur les
côtés du larynx, et non sur la colonne vertébrale, ce dernier
mode pouvant avoir pour effet d'entraver encore la circulation cérébrale.

Le moyen, enfin qui paraîtrait véritablement héroïque,
pour combattre les accès convulsifs, c'est l'inhalation chlo-
roformique, inaugurée par Simpson. Les accoucheurs les plus
éminents accueillirent aussitôt cette pratique avec faveur.
MM. Channing, Gros, Scanzoni, Kivich, Messinger, Lié-
gard de Caen, Braun, etc., en ont successivement préconisé
les avantages. Ce dernier, notamment, a pu sauver, par son
bienfait, sept femmes, sur autant de cas, avec leurs fruits.
Je dois dire que M. Depaul n'accordait point encore en
1854, une grande confiance dans les vertus de ce nouvel
agent, et qu'il en était encore de même de M. Dubois, en
1855 (1). Mais peut-être que les succès, qui se sont depuis
multipliés, ont pu modifier la manière de voir de ces deux
savants maîtres. J'en dirai autant de M. Cazeaux qui, dans
la 4e édition de son ouvrage (2), ne se montre pas davantage
partisan de la nouvelle méthode tout en avouant *qu'elle
n'a jamais été manifestement nuisible.* On peut voir toutefois, qu'un tel jugement est déjà moins sévère que celui qui
se trouve formulé dans la 5e édition de l'OEuvre de l'habile accoucheur (p. 791). Enregistrons, pour en finir avec
l'Ecole de Paris, que cette méthode ne compte point aujour-
d'hui dans son sein que des adversaires. MM. Blot et Pajot
se prononcent, en effet, partisans des inhalations chloro-
formiques dans l'éclampsie. Peut-être, du reste, le camp
de leurs détracteurs compte-t-il enfin de nos jours plus d'un
illustre transfuge ?

(1) Gaz. des hôp. p. 313.
(2) Traité des accouch. p. 1073.

Pour moi, j'avoue n'avoir jamais mis cette méthode en usage. Les accidents survenus dans ces derniers temps ne sont pas, il faut bien le reconnaître, de nature à rassurer les esprits timorés. J'en porte *a priori* un jugement favorable (1) ; mais, jusqu'à ce que de nouvelles recherches aient mis l'homme de l'art en demeure d'utiliser avec une entière sécurité, un agent aussi bienfaisant que terrible dans ses effets, je ne cesserai d'hésiter à faire usage d'un moyen véritablement héroïque, mais toujours dangereux. Ajoutons enfin que l'on voit assez fréquemment, des accidents cérébraux, d'apparence formidable, se dissiper spontanément.

Pour ce qui est des accidents hydrorganiques cérébraux, on devra avoir recours, ainsi que je l'ai fait avec succès, chez la femme Marchand (obs. I) aux révulsifs cutanés et intestinaux.

J'ai peu de chose à dire concernant les accidents hydrorganiques pulmonaires.

Les moyens qui m'ont paru les plus efficaces pour les combattre sont les suivants :

Des ventouses sèches en grand nombre sur les parois thoraciques et abdominales. J'ai indiqué ailleurs (2) les moyens de procéder, sur l'heure à leur application, en confectionnant extemporanément les veilleuses nécessaires pour exécuter cette petite opération. Je me suis, bien entendu, adressé dans cet article, aux praticiens des pays perdus. Ces premiers soins donnés, on a pu gagner quelques heures, et apporter aux malades un léger soulagement. Appliquer alors de larges vésicatoires volants sur les parois thoraciques : recourir en même temps aux diurétiques ;

(1) Ici, en effet, la théorie et la pratique se trouvent en parfait accord. Chacun connaît aujourd'hui les belles expériences de MM. Ludger Lallemand, MM. Perrin et Duroy, qui ont démontré que les anesthésiques agissent primitivement et directement sur les centres nerveux, dans la substance desquels ils s'accumulent. — **V.** *Union méd.* T. VII, nouvelle série, p. 483 (1860).

(2) Bulletin gén. de thérapeutique, 15 mars 1860,

entretenir la liberté du ventre ; on peut, parfois, recourir
en même temps aux diurétiques; entretenir la liberté du
ventre. On peut parfois, enfin, recourir à la médication
vomitive qui agit aussi puissamment, si ces divers moyens
ne procurent aucune amélioration dans l'état de la malade,
si les phénomènes dyspnéiques deviennent menaçants,
il peut être nécessaire de recourir à la ressource suprême de
l'accouchement provoqué. Il faut à l'occasion, avoir l'éner-
gie nécessaire pour prendre une grave détermination. qui
seule permet d'éviter quelquefois un double malheur. Ce
sont les cas dont il s'agit qui se prêtent le mieux, ainsi que
je l'ai dit plus haut, à l'emploi de la précieuse méthode de
Kivisch.

Pour ce qui a trait aux accidents pneumatosiques, surve-
nant *post partum*, j'ai exposé dans l'observation XII, les
moyens chirurgicaux auxquels j'ai eu recours. La ponction
intestinale, sanctionnée par l'importante autorité de Récamier,
de MM. Velpeau, Nélaton, Trousseau, etc. n'a abouti, entre mes
mains, ainsi qu'on a pu s'en convaincre, qu'à une déception
complète. Consultez d'ailleurs à cet égard ce que dit l'immortel Morgagni, du succès et des dangers de cette opération (1), et vous verrez que ses avantages et son innocuité ne
sont pas aussi certains qu'on serait tout d'abord porté à le
croire. Je sais, pour mon compte, que l'envie ne me prendra
plus à l'avenir, d'y avoir recours *in extremis*. Dans de tels
cas, la conscience du praticien est tranquille; il a fait son de-
voir : mais le public n'est pas toujours juste à son égard,
et il est toujours bon de compter quelque peu avec son
opinion.

Comme traitement médical, on pourrait recourir aux lave-
ments froids, aux applications refrigérantes, aux purgatifs
doux, aux absorbants, etc. Mais ces divers moyens ne pourront
réussir, qu'à la condition que les rouages de la vie ne soient
point absolument enchaînés.

(1) *De sedibus et causis morborum*, Epist. 58.

Dans les considérations qui précèdent, je n'ai point parlé des traitements de l'albuminurie de la grossesse, exempte de tout accident sérieux. C'eût été élargir encore un cadre trop étendu. Compter sur la cure radicale de cette affection, avant le terme soit normal soit physiologique de la gestation, il faut peu se bercer d'un tel espoir. La guérison ne saurait être obtenue qu'alors seulement que l'élément pathogénique aura cessé de faire subir à l'organisme sa fatale influence.

Les efforts de l'homme de l'art doivent principalement aboutir à fortifier l'organisme de la malade; le praticien doit aussi surtout s'efforcer de reconnaître, dès leur première apparition, les complications qui peuvent se déclarer, afin de les combattre avec plus d'avantage. Il lui conviendra, avant tout d'éviter autant que possible, tous les moyens susceptibles de débiliter l'économie. Qu'il se souvienne que l'albuminurie n'est autre chose qu'une névrose. Cette notion importante doit, en quelque sorte, suffire pour que sa conduite se trouve naturellement tracée à l'avance. Inutile donc d'insister plus longuement sur un tel sujet. Des accidents graves, enfin, et c'est à dessein que je reviens sur cette importante question, des accidents graves, dis-je, viennent-ils à se déclarer, la vie de la mère, celle de l'enfant en sont-elles gravement compromises ? qu'il n'oublie pas les précieuses ressources qu'il pourra retirer de l'accouchement prématuré artificiel. S'il sait user avec sagesse et habileté de ce suprême moyen de salut, il lui sera donné de sauver bien des jours, fatalement condamnés par le fait même d'une inopportune, d'une coupable temporisation.

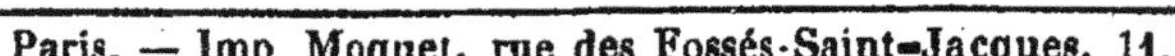

Paris. — Imp. Moquet, rue des Fossés-Saint-Jacques, 11.

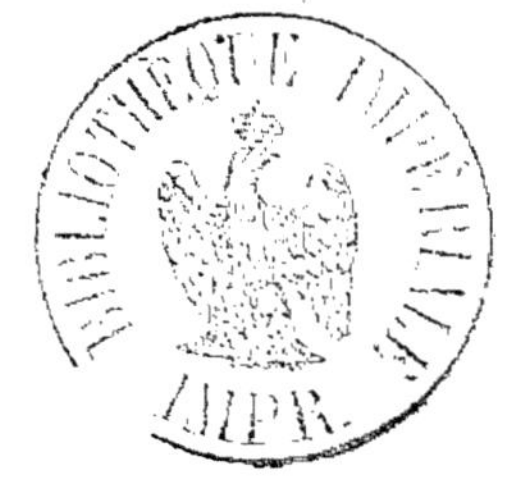